Charlotte & Ute Frank

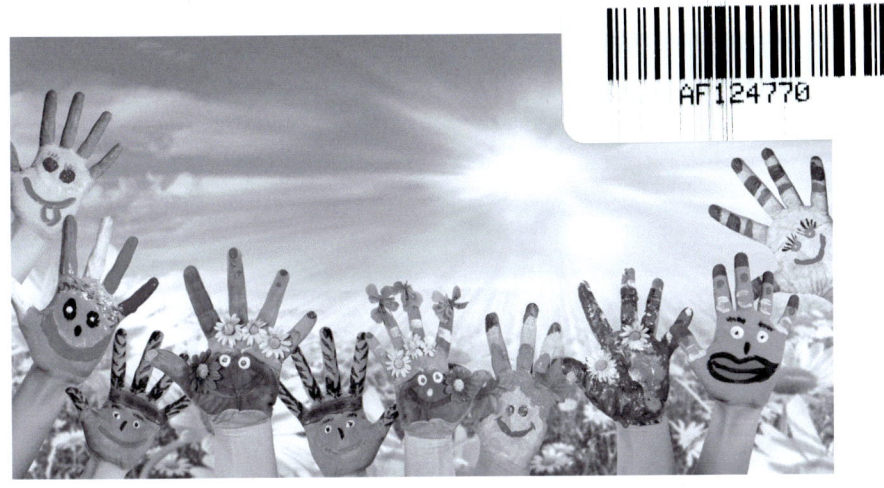

Die

Yoga-Stadt

Yoga-Geschichten für Kinder

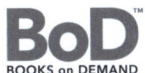
BoD™
BOOKS on DEMAND

*Dieses Buch widme ich
allen meinen Yogafreundinnen*

Charlotte & Ute Frank

Die Yoga-Stadt

Yoga-Geschichten für Kinder

Bibliografische Information der Deutschen Nationalbibliothek:
Die Deutsche Nationalbibliothek verzeichnet diese Publikation in der
Deutschen Nationalbibliografie; detaillierte bibliografische Daten sind im
Internet über http://dnb.dnb.de abrufbar.

© 2015 Charlotte & Ute Frank

Illustration: Fotolia, Ute Frank
weitere Mitwirkende: Brigitta Otterbach

Herstellung und Verlag: BoD – Books on Demand, Norderstedt

ISBN: 978-3-7347-3003-0

Inhalt

Die Autorin

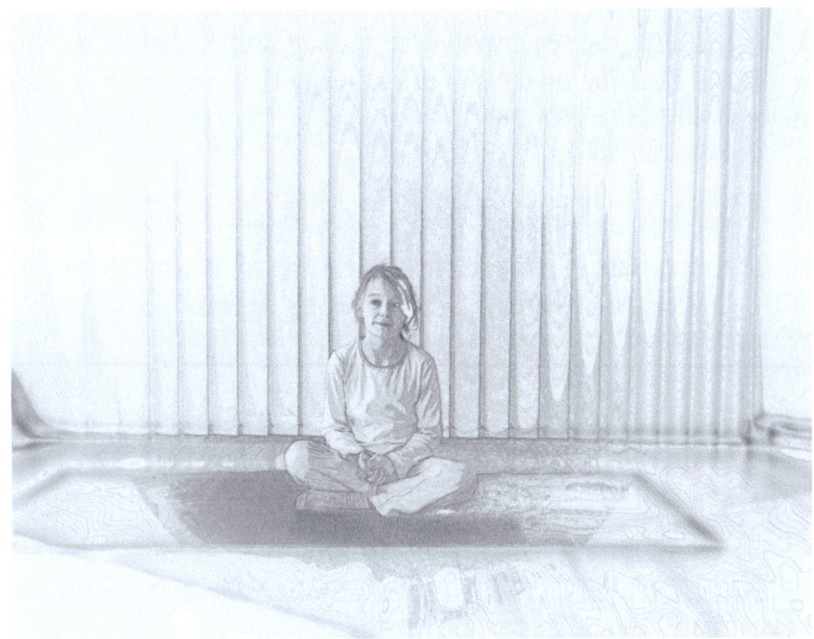

Charlotte Frank ist 2005 geboren.
Schon im Mutterleib wurde sie eine kleine Yogini und war fortan in den ersten Kursen ihrer Mama bereits als Baby dabei. Sie reitet gerne und liest viele Bücher.

Als ihre Mutter begann Kinderyoga zu unterrichten erwachte in ihr der Wunsch eigene Yogageschichten zu erfinden und diese nachzuspielen. So entstand in unzähligen Stunden dieses Buch.

Wir zeigen Euch die Yoga-Stadt,
in der es für jeden etwas hat!

Ihr hört Geschichten von Menschen und Tieren,
auf zwei Beinen oder auf allen vieren,
mal scheint die Sonne
für jeden zur Wonne,
mal regnet es und dann wird`s nass.
Dann laufen wir barfuß durch das Gras!

Wir werden zum Baum, oder fliegen in der Luft,
riechen den schönen Blumenduft.
Erleben alles mit unseren Sinnen,
die Zeit wird wie im Fluge
verinnen...

(Frei nach Petra Proßowski, "Kinder entspannen mit Yoga")

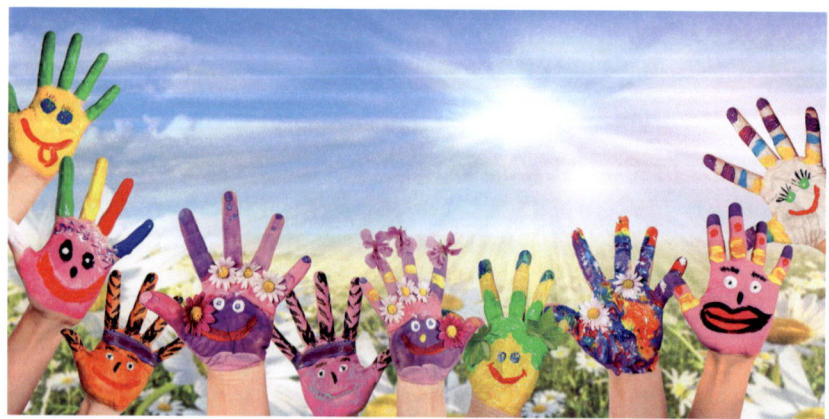

Vorwort

In der Schwangerschaft mit meinem zweiten Kind fand ich zum Yoga. Die vielen positiven Wirkungen hinterließen einen nachhaltigen Eindruck bei mir. Auch hatte ich das Gefühl mein Yoga-Kind sei besonders. Ruhig, ausgeglichen und in seiner Mitte. Schon bald keimte in mir der Wunsch auch anderen dieses Geschenk zukommen zu lassen und ich begab mich auf den Yoga-Weg. Als Spielgruppenleiterin und Mutter dreier Kinder wurde dann auch immer öfter die Anfrage an mich gestellt Yoga für Kinder anzubieten.

Überzeugt von den Möglichkeiten des Yoga besonders für Schulkinder kamen dann im Jahr 2007 meine ersten Kurse für diese zustande. Hier war und ist es mir ein besonders Anliegen sowohl die Konzentration als auch die Entspannung der Kinder zu fördern, damit diese mit mehr Freude durch den Schulalltag gehen und den enormen Anforderungen gewachsen sind.

Meine eigenen Kinder durfte ich ebenfalls in den Gruppen begleiten. Ein besonderes Geschenk wurde mir nun durch meine Tochter zuteil, die meine Leidenschaft für Yoga teilt und mit Begeisterung eigene Geschichten erfand, die ich mit diesem Buch der Öffentlichkeit weitergeben möchte.

Die besonderen Hilfen des Yoga für Kinder liegen in der Stärkung des Selbstbewusstseins und der

Kreativität, in der spielerischen Atemerziehung, in der gesunden Körperhaltung, in der Erfahrung der Stille und Konzentration, im Erleben des Entspannungszustandes und der Überwindung von Ängsten.

Die Yogaübungen kräftigen den Körper in jeder Hinsicht. Die gesamte Körperhaltung wird verbessert, das Kind wird beweglicher und entspannter und entwickelt ein gutes, sicheres Körpergefühl. Einfache und konzentrative Übungen fördern im Kind eine ruhige und tiefe Atmung, die sich auch durch Aufregung und Stress nicht so leicht aus dem Rhythmus bringen lässt. Ruhe- und Stilleübungen nach einer Bewegungsübung erlauben dem Kind ein "In-sich-hineinfühlen". Dies wirkt der "Kopflastigkeit", die vor allem durch den Schulunterricht gefördert wird, entgegen. Die Umschaltfähigkeit" zwischen Wachen und Schlafen, Bewegung und Ruhe wird trainiert. Yogaübungen sind in der heutigen schnelllebigen Zeit, die von "Erfolgsdenken" geprägt ist, eine wirksame Hilfe.

Ob selbst als Yogalehrer(in), Pädagogin oder Mutter, das Buch möchte als Quelle der Inspiration für Kinder bis 11 Jahren dienen. Es soll ihnen ebenso viel Spaß am Üben bringen, wie es uns getan hat. Die meisten Geschichten enden zur Entspannung mit einer Massage oder einer Traumreise. Bei der Geschichte: "Im Schnee" wird eine Atemübung angeleitet, die generell allen den Stunden eingebaut werden kann.

Willkommen in der Yoga-Stadt!

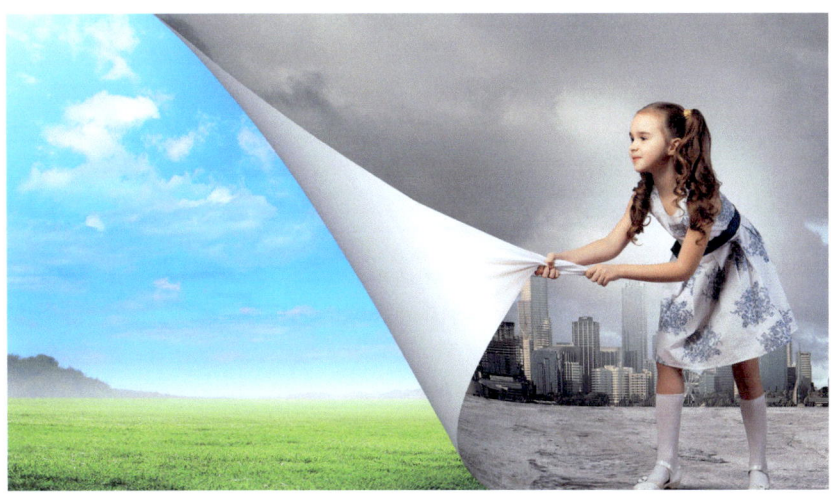

Charlotte erzählte mir von der Yoga-Stadt, einem wundervollen Platz, an dem alle fröhlich sind und viele schöne Geschichten erleben. Es gibt dort Häuser, eine Schule, ein Café,.. wie in jeder anderen Stadt auch. Das besondere hier ist, dass die Menschen viele schöne Geschichten erleben und diese mit ihrem Körper erfahren und nacherzählen.

Gerne nehme ich Euch mit in diese Welt. Erlebt die positive Wirkung der Yoga-Übungen, werdet Teil der Geschichten und freut Euch mit den kleinen und großen Helden. Vielleicht könnt Ihr dann irgendwann auch bei Euch diese Stadt entdecken? Ihr braucht dazu nur bequeme Kleidung und eine Matte, schon kann es losgehen...

Wenn die einzelnen Geschichten in Bewegungsstunden eingebaut werden, empfehle ich wiederkehrende Rituale als Rahmen drumherum. In meinen Kursen beginnen wir mit einer Begrüßung, bei der ein Händedruck in die Runde gegeben wird. Dannach folgt das Gedicht: "Die Yogastadt", bevor wir gemeinsam eine Mitte zum jeweiligen Thema gestalten. Dies ist eine Ruheübung, bei der nicht gesprochen wird. Im anschließenden Gesprächskreis baue ich dann gerne die Holzfälleratmung* ein, bei der die Kinder alles Loslassen können, was sie belastet. Zum eigentlichen aufwärmen gibt es anschließend ein Bewegungsspiel, eine Variante von dem beliebten "Feuer-Wasser-Sturm" bei der die in der ausgewählten Geschichte vorkommenden Yoga-Übungen schon mit eingeflochten werden. (Statt Feuer, z.B. Baum,...)

Dann kommt (endlich) die Geschichte mit nachfolgender Entspannung. Zum Ausklang gibt es je nach Zeit noch einmal eine Gesprächsrunde, bevor der Abschluss in dem der Händedruck folgt. Dieser kehrt nun in der umgekehrten Reihenfolge wie zu Beginn wieder zurück.

* Holzfälleratmung: Im Stand, die Füße beckenbreit, einatmend beide Arme nach oben, Hände verschränken und laut auf "Ha" ausatmen. Insgesamt 3x

Der magische See
(Kreativität & Entspannung)

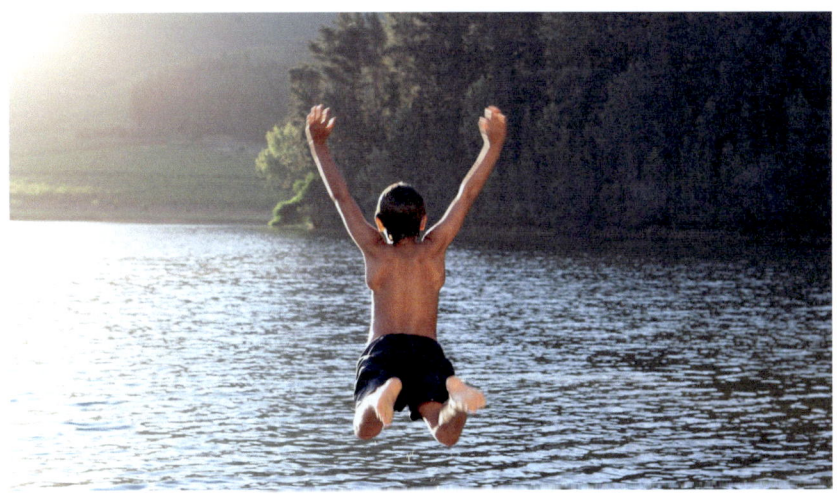

Es sind noch Ferien in der Yoga-Stadt und die Kinder planen einen Ausflug zum magischen See. Alle sind schon ganz aufgeregt und freuen sich sehr. Schnell packen sie ein paar Sachen für ein Picknick zusammen. Sie holen sich ihre Räder, treffen sich in der Stadtmitte auf einem Platz und schon kann es losgehen...

Die Kinder treten kräftig in die Pedale, denn sie haben eine kleine Steigung zu überwinden...
auf dem Rücken liegen und mit den Beinen langsam Fahrrad fahren

Schon geht es wieder bergab...
schneller strampeln

Die Gruppe biegt in den Wald ein, sie sind ange-kommen. Noch die Räder ordentlich an einen Baum lehnen, die Decke ausbreiten und schon kann das Picknick beginnen.
Baum

Wie immer an solchen Tagen hat man sich viel zu erzählen
Gibberisch sprechen (durcheinander reden)

Doch plötzlich wird es ganz still!
Leise werden - "Stille"

Der See beginnt sich zu kräuseln und eine Fee er-scheint. Sie möchte jedem der Kinder einen Wunsch erfüllen. Diese dürfen sich für kurze Zeit in etwas verwandeln, was sie schon immer sein wollten. Andächtig lauschen die Kinder den Worten. Einer der Jungen tritt spontan hervor und sagt ganz leise, dass er gerne ein Rennauto wäre. 1,2,3 Zauberei verwandelt er sich in ein Auto.
Durch die Gegend rennen...

Als nächstes traut sich ein Mädchen seinen Wunsch zu äußern. Sie wäre so gerne mal ein Kätzchen. 1,2,3 Zauberei schon schnurrt sich genüsslich als Kätzchen vor sich hin.
Katze, schleckende Katze, Yoga Mudra (= Muschel)

Freundlich schaut die Fee den kleinen Jungen nebendran an: "Was möchtest Du gerne sein?"
"Ein Hund", sprudelt es gleich hervor und 1,2,3 Zauberei da springt er schon als Hund herbei. *Hund*

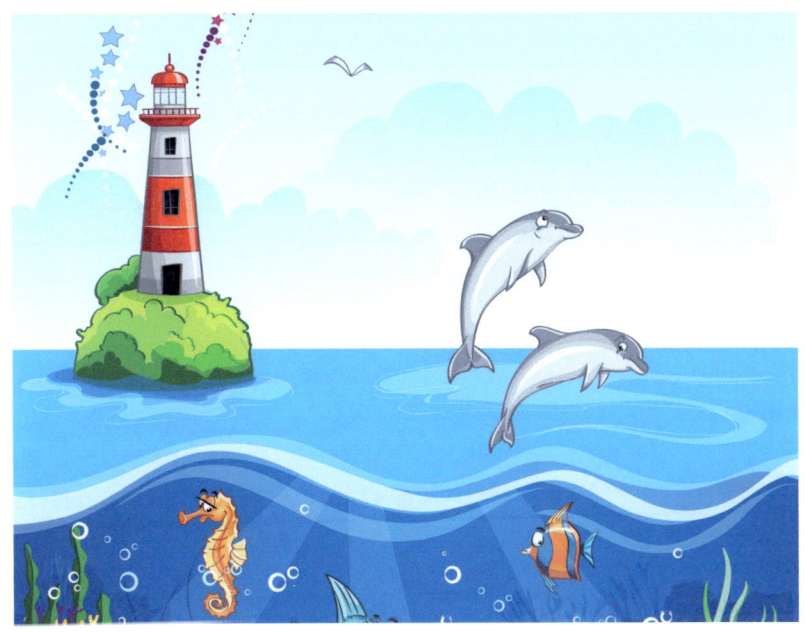

Noch viele weitere Wünsche werden erfüllt.
Ob Blume, Baum, Fisch, Delfin,...
oder Kamel, die Fee macht alles möglich.
Wünsche der Kinder annehmen und darstellen

Zu schnell verfliegt der Tag und alle verwandeln sich zurück um nun mit ihren Rädern die Heimreise anzutreten.
Radfahren

Müde aber glücklich fallen sie am Abend zuhause ins Bett und beginnen zu träumen...
Sich räkeln, strecken, dehnen und dann eine angenehme Haltung einnehmen

Traumreise zum magischen See

Du erlaubst Dir zu träumen... als Du am Morgen aufstehst und aus dem Fenster schaust, scheint die Sonne hell und warm herein. Der Himmel ist strahlend blau. Du rufst Deine Freunde an und verabredest Dich mit Ihnen zu einem Ausflug. Deine Mutter packt Dir ein paar Sachen ein, Du schwingst dich auf dein Rad und geht es los. Am vereinbarten Treffpunkt stehen schon die anderen Kinder parat. Ihr startet gleich. Vorbei an grünen Wiesen, bunten Blumen, kleinen Flüssen. Die Vielfalt der Farben fasziniert Dich. Was gefällt Dir besonders gut? Das kräftige blau der Kornblumen? Das intensive rot des Mohnes? Oder die leuchtend gelben Butterblumen? ---
Was siehst du noch? ---
Nach der nächsten Kurve biegst Du in den kleinen Wald ein. Hier weht ein kühles Lüftchen um Deine Stirn. Kannst Du es fühlen? ---
Ihr sucht ein schattiges Plätzchen und legt euch ins Gras. Der Himmel strahlt azurblau und vereinzelt sind kleine Wölkchen zu sehen. Beobachte sie einmal. Was kannst du erkennen? Siehst du das Schäfchen? Oder weiter rechts, die Wolke sieht fast aus wie ein mächtiger Drache mit Flügeln? Und dort? Ein galoppierendes Pferd? So viel gibt es zu entdecken. Der Wind treibt die Wolken sanft weiter, so dass immer neue Formationen entstehen. Was siehst du noch? ---
Langsam wird es Zeit nach Hause zu gehen. Ganz erfüllt von dem schönen Ausflug kommst du wieder mit den Gedanken zurück hierher, reckst dich, streckst dich,.... (Rücknahme)

In der Schule
(Konzentration)

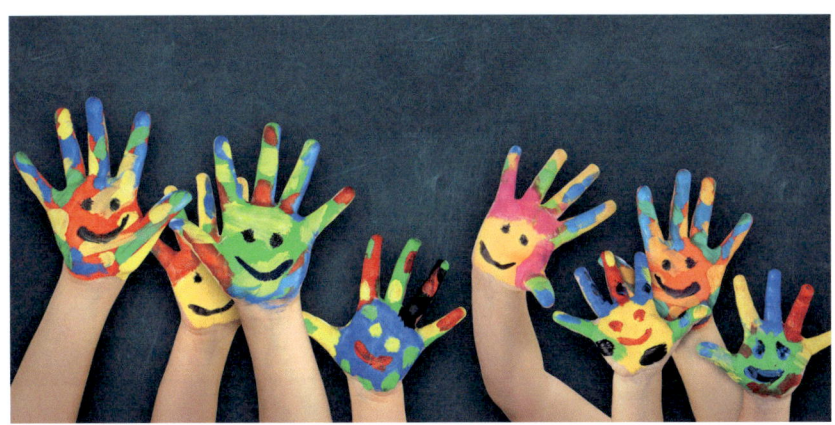

Die Schule beginnt wieder. Und hier in der Yoga-Stadt freuen sich die Kinder auch sehr darauf. Sie lernen nämlich mit viel Spaß und machen tolle Übungen. Kennst Du sie auch? Komm' einfach mit und probiere es aus! Zuerst werden die Gehirnknöpfe massiert.
Eine Hand auf den Bauch, die andere rubbelt die Akkupunkturpunkte am Ende des Nierenmeridians. (Kleine Kuhle unterhalb des Schlüsselbeins)

Dann die Anschaltknöpfe
Bauchnabel mit einer Hand halten und gleichzeitig mit dem Daumen der anderen Hand unterhalb und den Fingern oberhalb der Lippen rubbeln. Immer noch Bauchnabel haltend, Hand von Lippen lösen und mit vier Fingern Steißbein massieren. Hände wechseln

<u>Verschiedene Überkreuzbewegungen:</u>
Bei Überkreuzübungen wird die Verbindung beider Gehirnhälften aktiviert und die Zusammenarbeit gefördert. Das hilft beim Lesen und Schreiben. Dabei geht es um Bewegungen über die Mittellinie des Körpers.
Z. B. rechte Hand und linkes Bein nach vorne anheben, oder zur Seite. Rechter Arm nach vorne und linkes Bein nach hinten strecken, ... usw.

<u>Liegende Acht</u>
Im Stand eine Hand ausgesstreckt, Daumen nach oben, eine liegende Acht zeichnen => Richtung wechseln

<u>Elefant</u>
Wie eben nur dass der Kopf auf der Schulter der ausgestreckten Hand aufliegt

<u>Eule</u>
Kopf zur rechten Schulter drehen, Kinn auf einer Höhe halten. Die Schultermuskulalatur mit der linken Hand umfassen und zusammendrücken. Nach einigen Wiederholungen lässt sich der Kopf nochweiter wenden. Die Augen schauen nach hinten, der Atem fließt ruhig. Hand lösen, den Kopf langsam nach vorne fallen lassen, dadurch den Nacken strecken und aus- atmen. Auf der linken Seite wiederholen.

<u>Denkmütze aufsetzen</u>
Die Ohren dreimal langsam von oben nach unten ausstreichen.

Der Zirkus
(Bewegung & Selbstvertrauen)

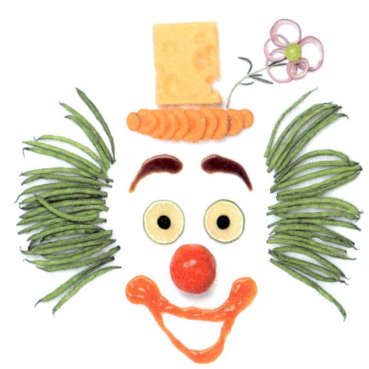

Einmal kam ein Zirkus in die Yoga-Stadt. Dieser war kein Zirkus wie du ihn vielleicht kennst. Die Tiere kamen in großen Wagen und wirkten eher wie gemütliche Haustiere, als wie wilde Raubtiere.
Als das Zirkuszelt aufgebaut wurde, kamen unsere Kinder alle begeistert herbeigeströmt. Hört, was sie gesehen haben...

Jeder suchte sich ein gemütliches Plätzchen Zelt. Da begann auch schon die Vorstellung, Ein Mann, mutig wie ein Held, begleitete einen mächtig aussehenden Löwen in die Manege. Dieser setzte sich auf seine Hinterbeine und ließ ein lautes Gebrüll erklingen...
Löwe (3x)

Dann streckte und reckte er sich, bevor er auf leisen Pfoten die Manege wieder verließ.
Katze die sich dehnt

Als nächstes galoppierten einige Pferde herein
durch den Raum galoppieren

Nachdem sie sich dem Publikum gezeigt hatten, begannen sie mit erhobenen Vorderbeinen im Kreis zu laufen.
In Pfötchenhaltung auf Zehenspitzen im Kreis laufen

Mit fröhlichem Gewieher verabschiedeten sie sich wieder.

Nun zeigten sich die Elefanten.
Als Elefant durch den Raum laufen

Sie wedelten mit den Ohren,
Ohren bewegen
und marschierten wieder hinaus.

Was kam wohl dann?

Atemberaubende Stille entstand.
"Stille"

Da trotteten zwei Bären herein,
Auf allen vieren laufen

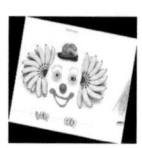

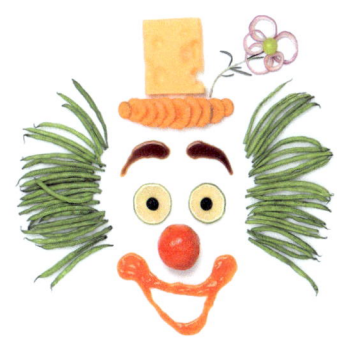

Sie legten sich auf den Rücken
Bärenhaltung

und begannen sich zuerst einmal zu strecken.
Dann warf ihnen jemand jeweils einen Ball zu,
Ball

den sie mit den Beinen bewegten.
Fahrrad fahren

Als nächstes rollten sie sich wie ein Baumstamm von
einer Seite zur anderen,
Rollen

bevor sie Purzelbäume schlugen.
Purzelbaum

Es sah aus als lachten die Bären. Alle klatschten und
lachten mit.
Klatschen und lachen: Ho,Ho, Ha,ha,Ha,...

Zu schnell ging auch dieser schöne Tag zu Ende und
die Kinder machten sich auf den Heimweg.

Tiger-Massage

Der Tiger schleicht durch den Urwald,
*Mit den Fingerspitzen auf dem Rücken
entlangwandern*

eine Schlange kreuzt seinen Weg,
Achten formen

doch dies lässt ihn völlig kalt,
Rücken ausstreichen

er geht munter über einen Fluss auf einem Steg,
Balken zeichnen

balanciert darüber, *Mit den Fingern tippeln*

doch dann, oh Schreck! Plötzlich ist der Tiger weg!

Ins Wasser fiel er hinein,
Wellenförmig über den Rücken streichen

kann ein Tiger ein guter Schwimmer sein?
Schwimmbewegungen

Schnell war er zurück an Land,
schüttelte sich außer Rand und Band
Rücken vorsichtig hin- und herwiegen

Er schleckte sich das Fell noch glatt,
Rücken wieder ausstreichen

und trabte dann davon wie platt
Mit den Fingerbeeren klopfen

Der Geburtstag
(Kreativität & Selbstvertrauen)

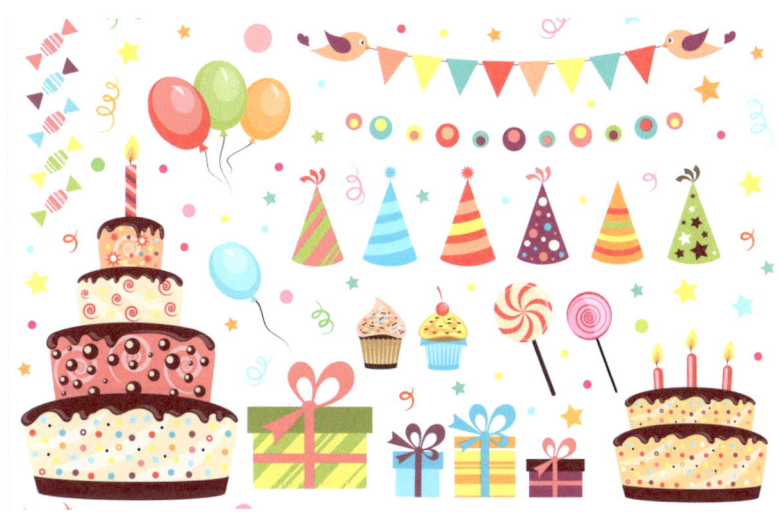

An einem Sonntag war es endlich soweit.
Charlotte hatte Geburtstag!

Schon früh am Morgen schien die Sonne
Sonne

Mama weckte Charlotte ganz sanft, nachdem sie ihr
ein leckeres Frühstück bereitet hatte.

Diese gähnte und streckte sich ausführlich,
Gähnen & strecken

und sprang dann aus ihrem Bett, bevor sie zum wach
werden noch ein paar Sonnengrüße machte.
Sonnengruß für Kinder

In der Yoga-Stadt konnte man seinen Geburtstag auch im Theater verbringen. Dort wurde dann je nach Wunsch ein spezielles Stück für das Geburtstagskind und seine Freunde gespielt. Aber zuerst genoss unsere Heldin ihr Frühstück,
Heldin

bevor sie sich dann mit den eintreffenden Gästen zu Fuß auf den Weg ins Theater machte.
Laufen

Charlotte wünschte sich das Märchen "Frau Holle". Als sich alle einen Platz gesucht hatten, ging es sofort los: Es waren einmal zwei Schwestern. Die Eine war schön und fleißig, die andere hässlich und faul. Die schöne Schwester saß jeden Tag am Brunnen und spann. Einmal wusch sie ihre Spindel im Wasser ab. Oh weh, dabei fiel ihr das Ding in den Brunnen. Das Mädchen wollte sie wieder haben und sprang hinterher.
Hüpfen

Es stand auf einer grünen Wiese, Mitten darauf stand ein Apfelbaum,
Baum

und rief: "Ach schüttle mich! Meine Äpfel sind gerade richtig reif." Das Mädchen schüttelt den Baum, bis alle Äpfel im Gras lagen,
Schütteln

Eine alte Frau schaute zum Fenster hinaus und sagte ganz freundlich: "Ich bin Frau Holle, du kannst bei mir bleiben und mir im Haus helfen".
Haus

„Vor allem musst du mein Bett machen und die Kissen aufschütteln".
Schütteln

„... dann schneit es in der Welt."
Das Mädchen blieb und tat fleißig, was es sollte. Aber eines Tages wollte es wieder nach Hause. Da führte Frau Holle es zu einem großen Tor.
Tor

Als es genau darunter stand, fiel ein dichter Goldregen herab und alles Gold blieb an dem Mädchen hängen.
Regenbewegung

Als es zu Hause erzählte, was es erlebt hatte, wollte seine Schwester auch unter das Tor mit dem Goldregen.
Tor

Sie sprang also schnell in den Brunnen und stand gleich vor dem Apfelbaum.
Baum

Das Mädchen dachte jedoch nicht daran, ihn zu schütteln. Auch bei Frau Holle saß sie von früh bis spät faul in der Ecke. Kein Wunder, dass Frau Holle sie bald unter das große Tor führte.
Tor

Da stand sie nun und wartete auf den goldenen Regen. Es kam aber kein Gold herab, sondern schwarzes, klebriges, eckliges Pech. "Das kriegst du, weil du so faul warst", sagte Frau Holle.

Im Wald
(Konzentration & Entspannung)

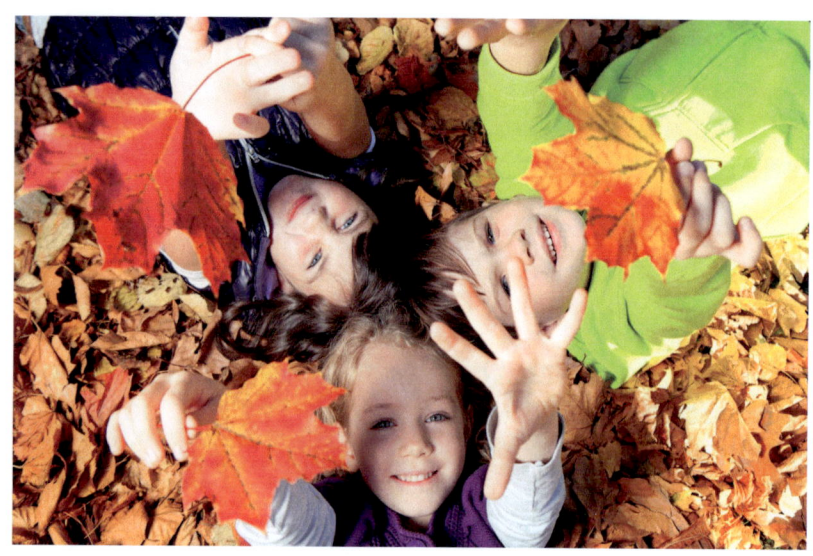

Einmal war Wandertag in der Schule. Dies ist immer ein ganz besonderer Tag und die Kinder freuten sich sehr darüber. Statt des Schulranzens kamen alle mit einem Rucksack in dem sich leckere Dinge befanden.

Beizeiten ging es los.
Laufen

Schon war der Wald in Sicht mit seinen verschiedenen Bäumen ...
Baum

und Büschen
Busch

Die Kinder liefen fröhlich voran.
Laufen

Da, ein Geräusch! Was war das?
Stille

Eine Eule saß auf dem Ast und drehte ihren Kopf.
Eule

Puh, gleich ging es weiter ... Der Wald wurde dichter
die Kinder mussten nun auf allen vieren krabbeln.
Krabbeln

Nach kurzer Zeit hatten sie eine Lichtung erreicht.
Aufrichten

Sie konnten sich wieder aufrichten um weiterzulaufen.
Was war denn das?

Oh Schreck, eine Schlange!
Kobra

Ach nein, es war nur eine harmlose Blindschleiche,
die am Boden entlang schlängelte.
"8" in die Luft zeichnen

In der Ferne war ein leises murmeln zu hören. Als die Kinder näherkamen, zeigte sich ein Bach, den es zu überqueren galt. Ein schmaler Baumstamm diente als Steg.
Balancieren

Nun noch schnell ein paar Schritte laufen und dann wurde erst einmal Pause gemacht.
Atembeobachtung (siehe Atmung, Seite 28)

Langsam wurde es Zeit nach Hause zu gehen ...
Schnell, den ganzen Weg wieder zurück
Laufen, krabbeln,...

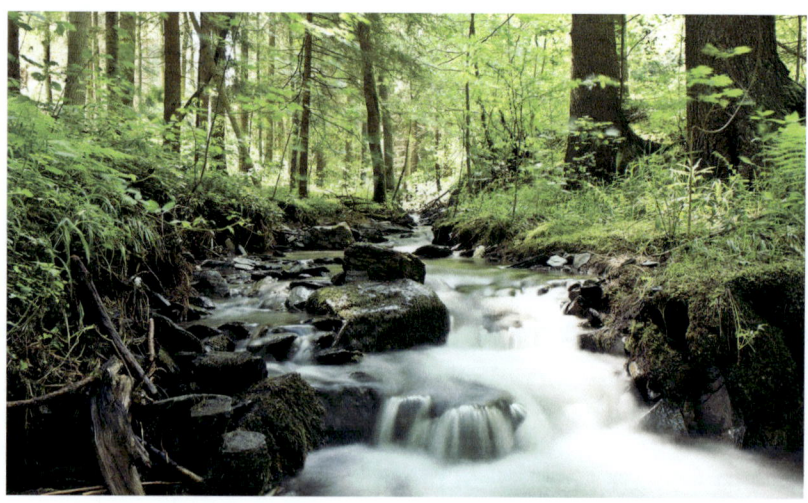

Ausflug mit der Eisenbahn
(Kreativität)

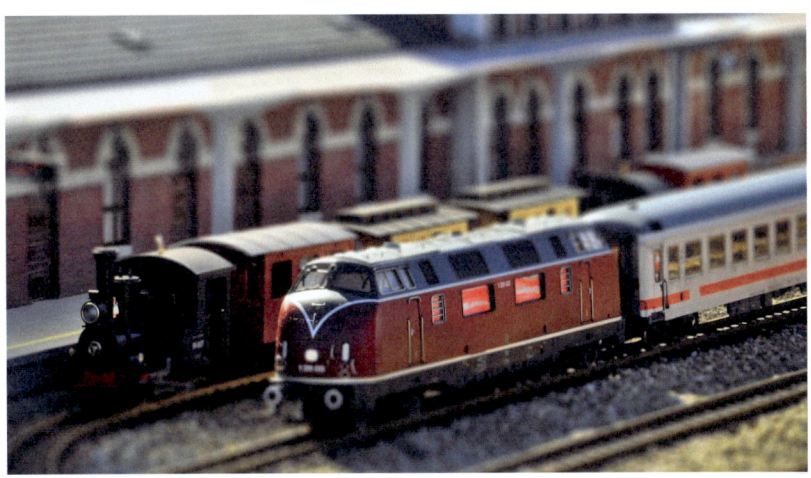

In der Yoga-Stadt gibt es natürlich auch eine Eisen-
bahn mit der alle gerne fahren. So auch heute an
diesem schönen Tag!

Die Kinder steigen ein.
Schrittbewegungen

Der Schaffner hebt den Arm ...
Bewegung mitmachen

schon geht es los.

Über Berge und Täler ...
*Heraufschauender und herabschauender Hund im
Wechsel*

Wiesen & Wälder.
Bäume, Blume

Vorbei an Häusern ...
Berghaltung

vor deren Türen oft eine Katze zu sehen ist.
Katze

Manchmal können wir sie beim Milch trinken
beobachten   *schleckende Katze*

Wir sehen Hunde,
Hund

Hühner,
Huhn

und auch Kühe auf den Weiden.
Kuh

An einem kleinen Teich gibt es sogar Frösche
Frosch

Unser Zug wird von Vögeln begleitet
Vogel

So fahren wir lange Zeit bis die Sonne untergeht
Sonne

Sobald die ersten Sterne zu sehen sind machen wir
uns ganz schnell auf den Rückweg um nach Hause
in unser gemütliches Bett zu kommen.

Urlaub am Meer
(Kraft & Entspannung)

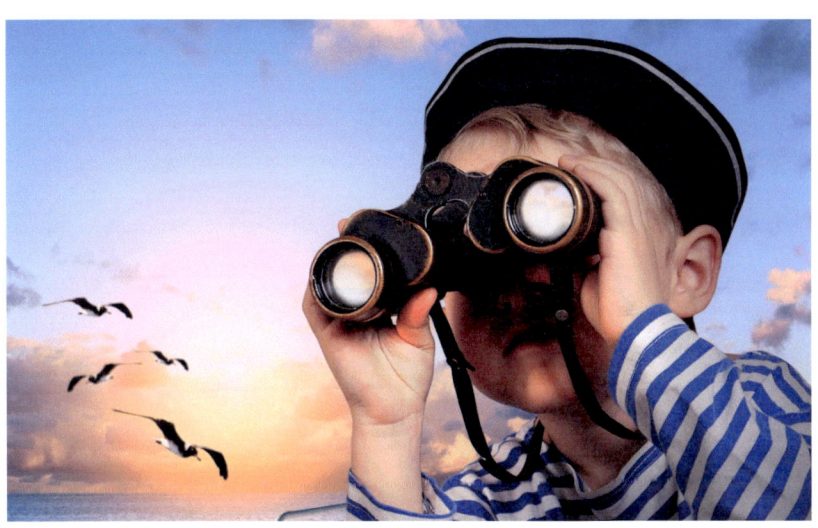

Hurra, die Ferien sind da! Dieses Jahr fahren wir ans Meer! Dort angekommen ziehen wir schnell die Badesachen an und nehmen unseren Wasserball um damit zu spielen.
Ball

Nach einiger Zeit beginnen wir auch eine Runde im Meer zu schwimmen.
Schwimmer

Wieder zurück legen wir uns erst einmal kurz in die Strandmuschel und genießen die Wärme.
Muschel

Bald aber wollen wir wieder etwas erleben,
nehmen ein Boot ...
Boot

und rudern hinaus.
Rudern

Auf dem weiten Meer sind viele Möwen ...
Vogel

und im Wasser können wir Fische sehen.
Fisch

Plötzlich taucht neben uns ein Delfin auf ...
Delfin

er lächelt und es scheint, als wolle er mit uns spielen
Wir werfen ihm unseren Ball zu.
Ball

Diesen nimmt er auf und wirft ihn wieder zurück.
Das geht einige Zeit so weiter.

Viel zu schnell geht der Tag vorbei. Von den vielen
Eindrücken hier, werden wir ganz müde.

Wir legen uns auf den Boden des Bootes und lassen
uns von den Wellen schaukeln...

Die Wellen gehen wie die Atmung auf und ab. Ganz
sanft. So wie sich die Bauchdecke mit der Einatmung
hebt und mit der Ausatmung wieder senkt, schaukelt
unser Boot auf und ab - auf und ab.
Wir fühlen uns ganz ruhig und getragen...

Zeit der Helden
(Selbstvertrauen & Mut)

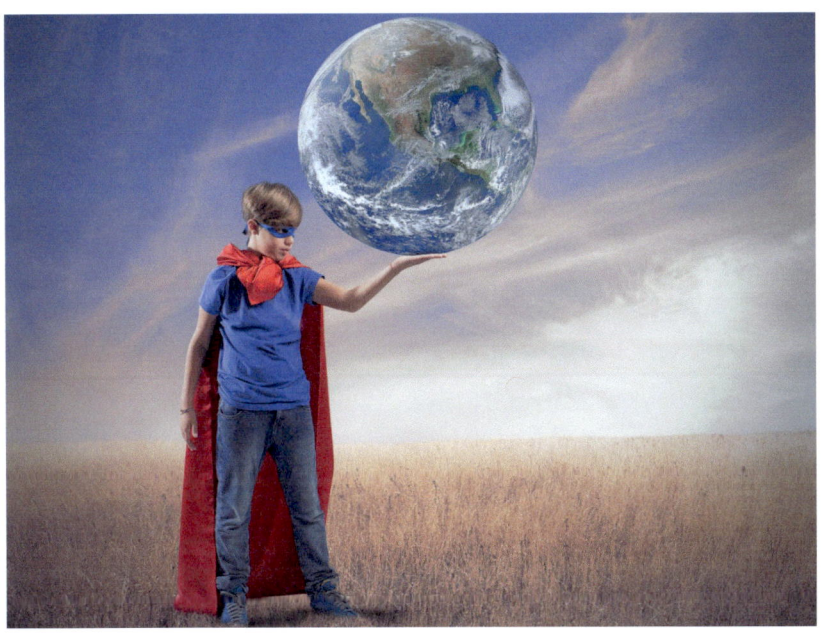

Die Menschen unser Yogastadt sind sehr mutig, wie ihr sicher auch!

Einmal machte sich der größte Held der Stadt auf, um einen Löwen zu suchen.
Held I

Warum er das tat? Nun ihr werdet es erfahren ...
Laufen wir erst einmal los.
laufen

Psst, hört ihr das? Ist das ein Löwe?
Löwe

Schauen wir einmal durch unser großes Fernrohr
Held II

Nein, das ist kein Löwe, nur ein Affe, der sich durch
die Bäume schwingt.
Gorilla

Der Held läuft weiter ...
Held I, laufen

das Gras wird höher und höher
mit den Händen raschelnde Bewegungen machen.

Laufen ist nicht mehr möglich, der Held versucht es
mit hüpfen.
Arme und Beine überkreuzen, hüpfen

Schließlich ist es so dicht, dass er auf allen
vieren zu krabbeln beginnt.
Krabbeln

Geschafft. Da kommt eine Lichtung. Schon wieder ein
Hindernis in Sicht. Ein Bach will überquert werden.
Glücklicherweise liegt hier ein langer Baumstamm für
unseren Held bereit.
Held, Balancieren

Auch dies überwunden, läuft er weiter in den Wald.
Laufen

Hier sind viele, dichte Bäume.
Baum

So dicht, dass es nun nur noch kriechend weitergeht
kriechen

Und was ist das? Hier ist ja eine Höhle.
Leise, schleicht sich der Held hinein.
Held

Er tastet sich vorwärts ...
Tastbewegungen

und findet.... einen Löwen
Löwe

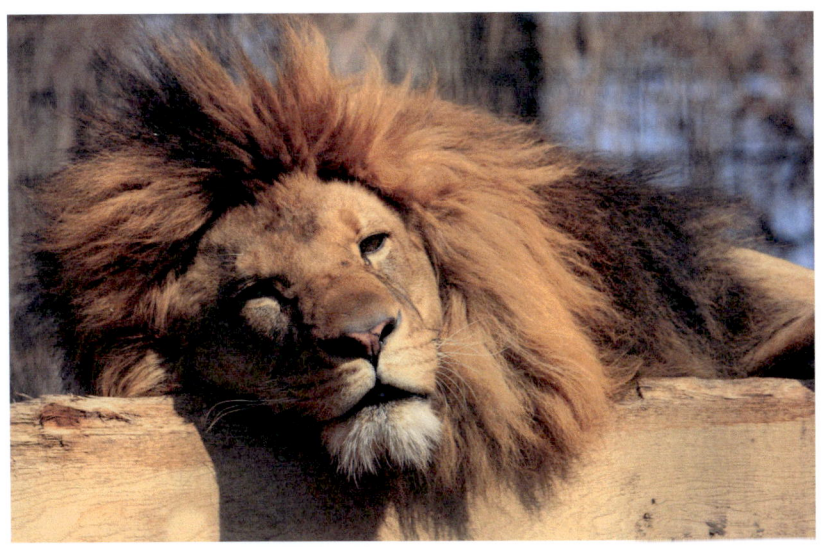

Löwen-Massage
(mit Partner)

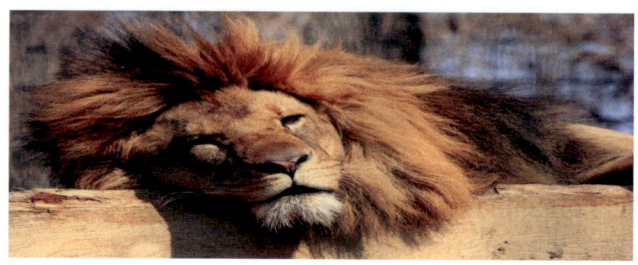

Der Held setzt sich hin und beginnt den Nacken des
Tieres zu kraulen.
Nacken massieren

Dann streicht er durch die weiche, wuschelige Mähne,
Kopf streicheln

... und den gesamten Rücken.
Rücken ausstreichen

Er krault die Pfoten.
Arme und Beine ausstreichen/kraulen

Zum Schluss den ganzen Körper,
Körper ausstreichen

... bis der Löwe zufrieden schnurrt.

Nun freut sich der Held und tritt seinen Heimweg an.
(Je nach Zeit die Reise noch einmal rückwärts
antreten.)

Im Schnee
(Kraft & Entspannung)

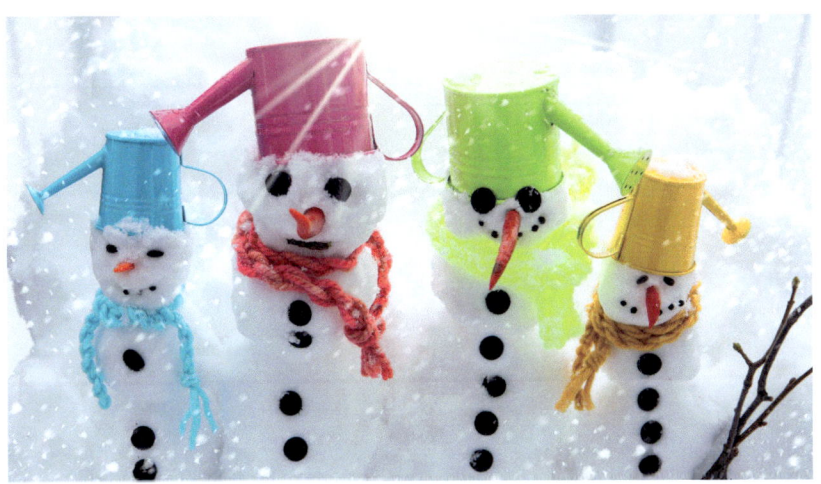

In der Nacht hat es geschneit. Als die Kinder morgens aus ihren Häusern schauen, sieht die Welt ganz weiß und friedlich aus.

Der Himmel ist strahlend blau.
Himmel

Auch die Sonne scheint.
Sonne

Was für ein schöner Tag. Nichts wie raus!
Schnell eine Mütze aufgezogen, ein Schal um den Hals gebunden und schon kann es losgehen.
Pantomimisch mitmachen

Da alle draußen sind, bauen wir zuerst einmal einen Schneemann.
Standhaltung

Aber dann packen wir unsere Schlitten und gehen zu dem kleinen Hügel am Rande der Stadt.
Hund (als Hügel)

Wir ziehen den Schlitten nach oben und sausen hinunter. Wieder und wieder!
Boot (dynamisch Beine anwinkeln und strecken)

Unten im Tal, ...
Tal

können wir Schlittschuhläufer sehen. Fast sieht es aus, als würden sie tanzen.
Tänzer

Vielleicht sehen wir hier oben auch ein paar Kinder die Ski fahren?
Standhaltung, dann in die Hocke gehen

Viel zu schnell geht dieser schöne Tag vorbei und wir gehen glücklich, aber müde nach Hause...

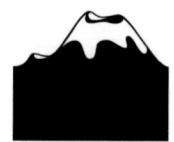

Kuscheltieratmung

Wir legen uns ins Bett und lassen unser Kuscheltier auf unserem Bauch ruhen. Es möchte uns noch soviel erzählen, kommt einfach nicht zur Ruhe.

Da beginnen wir es in den Schlaf zu wiegen. Wir atmen ein... der Bauch hebt sich und mit ihm unser Kuscheltierchen. Wenn wir ausatmen senkt sich der Bauch wieder. Ganz langsam und ruhig, So langsam wie möglich, damit das Tierchen nicht herunterfällt atmen wir weiter.

Auf und ab... auf und ab.....

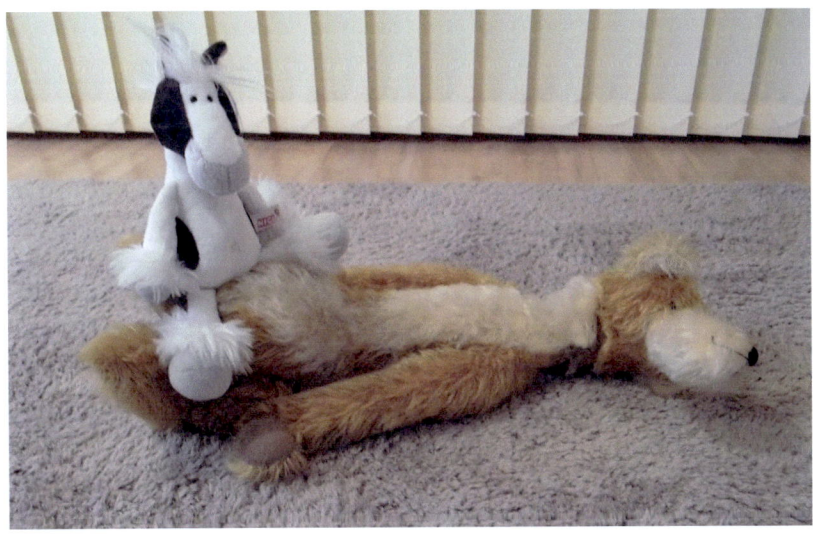

Die Asanas

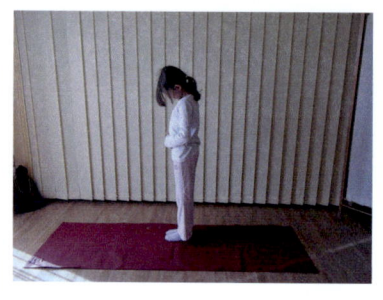

Grußhaltung:
Stehe gerade, die Füße hüftgelenkbreit, so dass ein dritter Fuß dazwischen Platz hat.
Die Hände sind gefaltet und der Kopf leicht nach vorne geneigt.

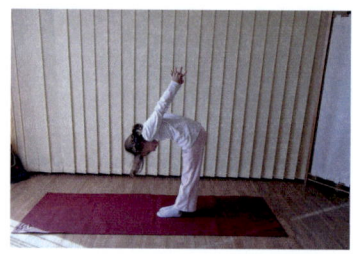

Brustexpander mit Vorbeuge:
Grundstellung wie bei der Grußhaltung,
Hände hinter dem Rücken verschränkt.
Beuge dich nach vorne...

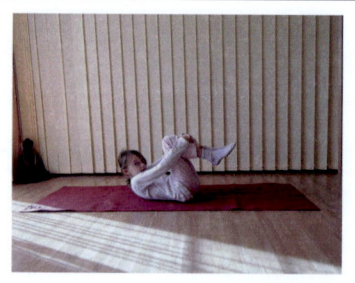

Ball:
Lege dich auf den Rücken, umfasse beide Beine und schaukle ein wenig vor und zurück.

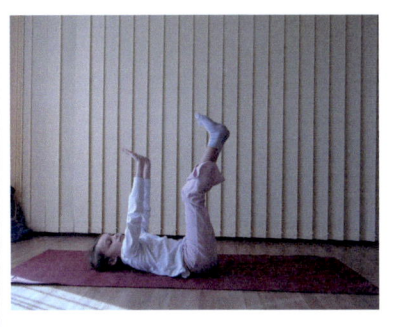

Bär:
Auf dem Rücken liegend, strecke mit der Einatmung Handflächen und Fußsohle Richtung Decke, mit der Ausatmung ein Bein nach dem anderen wieder abstellen.
Einige Male wiederholen.

Baum:
Stelle dich gerade, die Füße hüftgelenkbreit.
Der Scheitelpunkt, der höchste Punkt am Kopf strebt zur Decke. Verlagere dein Gewicht zuerst auf den rechten Fuß und stelle dir vor, dass daraus Wurzeln wachsen. Dann hebe den linken Fuß ab und stelle ihn an die Seite des rechten Beines.

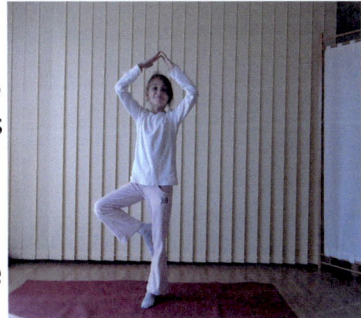

Deine Arme können die Äste formen, die in den Himmel wachsen. Wiederhole zur anderen Seite.

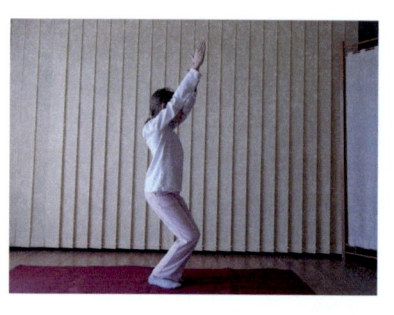

Blume:
In der Standhaltung strecke die Arme nach oben und gehe langsam in die Knie, als wolltest du dich auf einem unsichtbaren Stuhl absetzen.

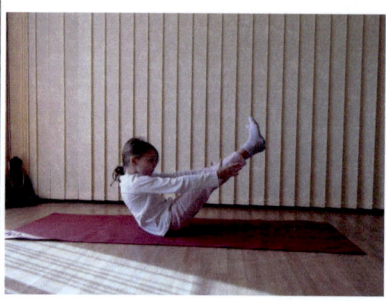

Boot:
Im Sitzen auf der Matte, fasse mit den Händen deine Knie und strecke deine Beine aus. Vielleicht kannst du dabei auch die Hände lösen und nach vorne ausstrecken?

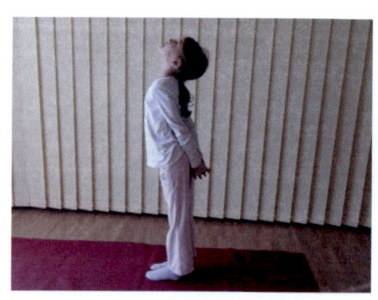

Brustexpander:
In der Standhaltung: verschränke deine Hände hinter dem Rücken. Bewege die Schultern weg von den Ohren und lege den Kopf in den Nacken für eine kleine Rückbeuge.

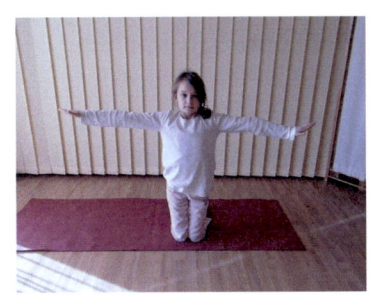

Busch:
Komme in den Kniestand.
Strecke die Arme zur
Seite aus

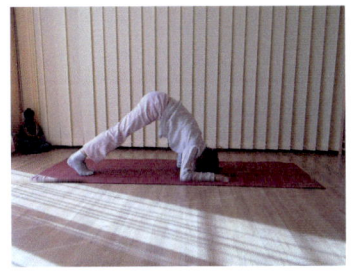

Delfin:
Komme in den Vierfüßler-
stand. Lege deine Unter-
arme auf und strecke dein
Gesäß nach oben
Richtung Decke.

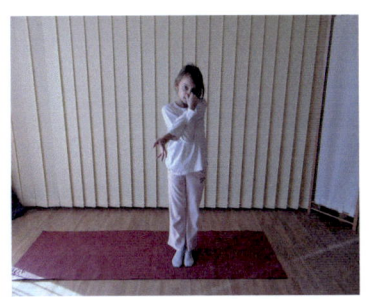

Elefant:
in der Standhaltung fasst
du mit der rechten Hand
deine Nase. Den linken
Arm führst durch den
rechten Arm als "Rüssel"
hindurch. Das gleiche
auch andersherum
durchführen.

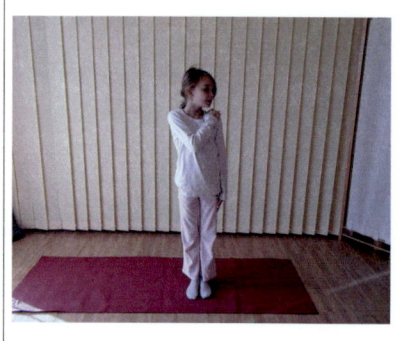

Eule:
Standhaltung, rechte Hand auf die linke Schulter legen Kopf nach rechts drehen. Schulter massieren, den Kopf ein wenig mehr zur Seite drehen. Zur anderen Seite wiederholen.

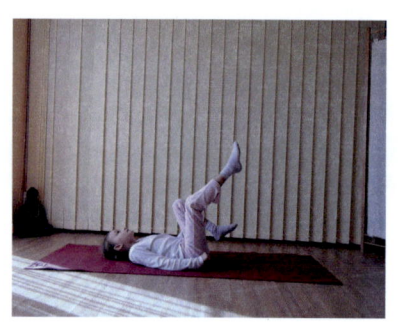

Fahrrad fahren:
auf dem Rücken liegend mit den Beinen Tretbewegungen durchführen.

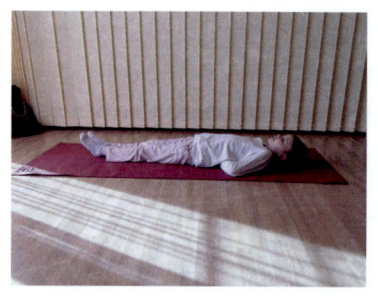

Fisch:
(Variante für Kinder)
In Rückenlage beide Hände unter den oben Rücken schieben. Die Beine sind ausgestreckt und die Fußspitzen fallen locker nach außen.

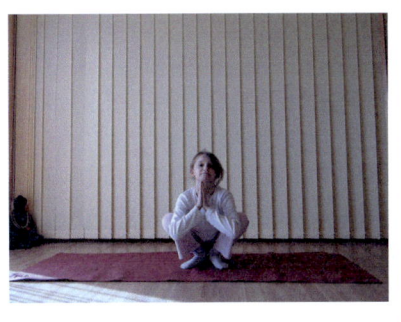

Frosch:
In der Standhaltung die Fersen aneinander stellen. Hände in Grußhaltung falten und soweit wie möglich in die Knie gehen. Quack!

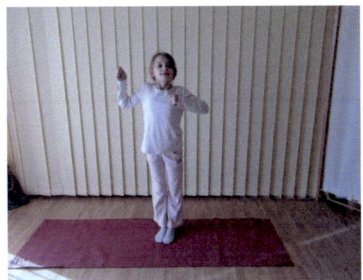

Gorilla:
In der Standhaltung klopfe locker mit den Fäusten auf deine Brust. Wenn du magst kannst du dabei Affenschreie von dir geben.

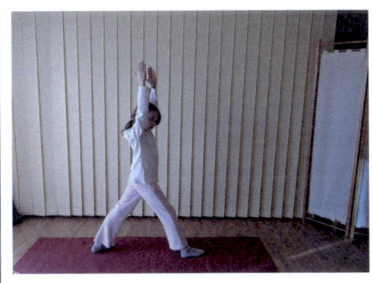

Heldin I:
In der Standhaltung führe das linke Bein nach hinten. Beuge das vordere leicht an, Kniegelenk über dem Fußgelenk. Strecke beide Arme nach oben aus. (rechts wiederholen)

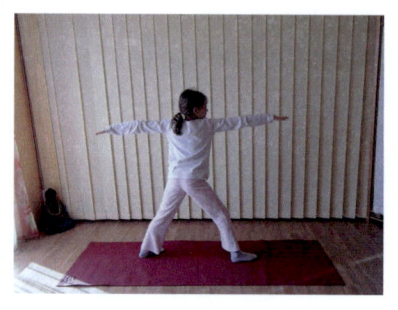

Heldin II:
Grundhaltung wie bei Heldin I, diesmal wird ein Arm nach vorne und der andere nach hinten ausgestreckt.
(Auch hier das Bein wechseln)

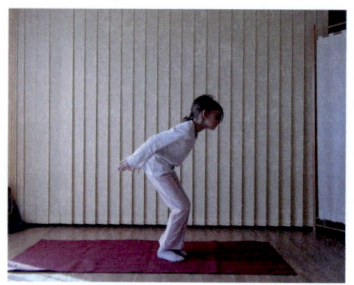

Huhn:
Grundhaltung wie bei der Blume. Die Arme diesmal nach hinten strecken als ob sie Federn wären.

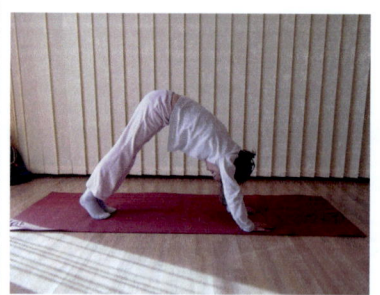

Hund:
Im Vierfüsslerstand das Gesäß Richtung Decke strecken. Versuche die Fersen zu Boden zu bringen.

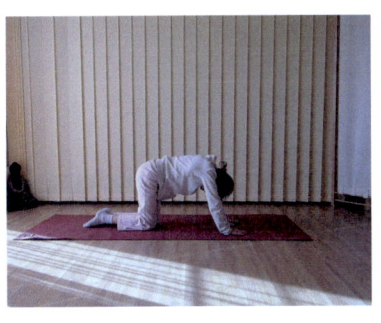

Katze:
Im Vierfüsslerstand mit der Ausatmung den Rücken aufrollen - rund werden. Stell dir dabei vor du machst einen Katzenbuckel.

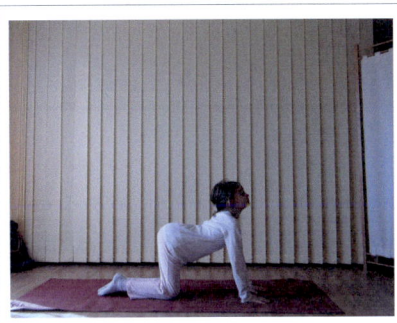

Kuh:
Gegenbewegung zur Katze. Mit der Einatmung im Bauch loslassen.

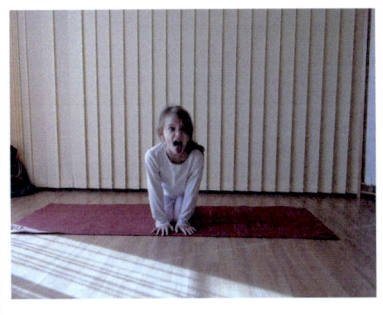

Löwe:
Im Kniestand einatmen. Mit der Ausatmung die Hände aufstellen, Zunge raustrecken, mit den Augen rollen und ein lautes:"Aaaaarrrrr" von sich geben.

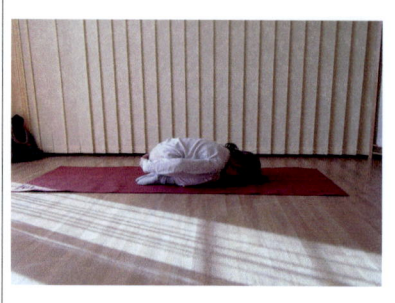

Muschel:
Setze dich auf die Fersen, lege deine Stirn auf der Matte ab und gib deine Arme neben den Körper. Ziehe dich in dich zurück.

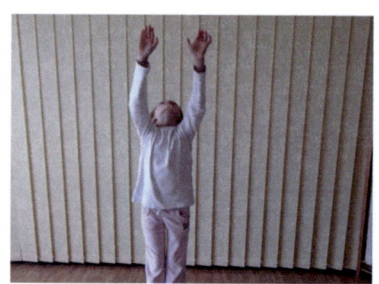

Rückbeuge:
In der Standhaltung mit einer Einatmung die Arme nach oben führen.
Dabei leicht nach hinten kommen.

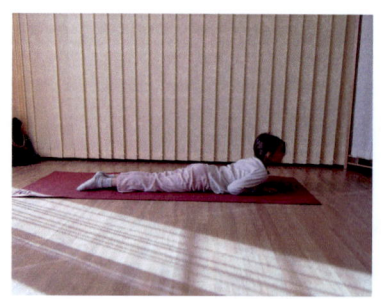

Schlange (Kobra):
In der Bauchlage den Nabel nach innen ziehen. Die Hände liegen unter den Schultern. Einatmend den Oberkörper leicht anheben.
(Als Ausgleich in die Muschel kommen).

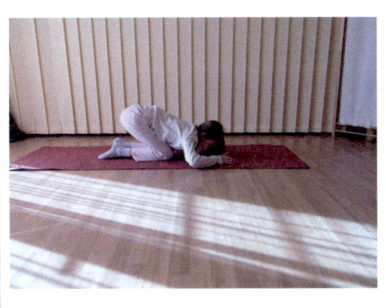

Schleckende Katze:
Im Vierfüsslerstand mit der Nasenspitze über die Matte nach vorne gleiten, mit der Ausatmung in den Katzenbuckel und wieder von vorne beginnen.

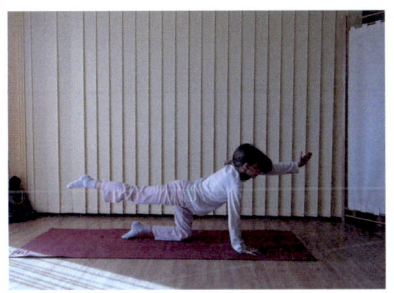

Streckende Katze:
Im Vierfüsslerstand mit der Einatmung rechter Arm und linkes Bein strecken, Ausatmend zurück in den Vierfüsslerstand. Dann linker Arm und rechtes Bein.

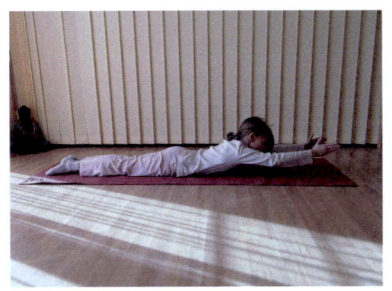

Schwimmer:
In der Bauchlage Arme und Beine gleichzeitig abheben und wechselseitig bewegen. (Ausgleich: Muschel)

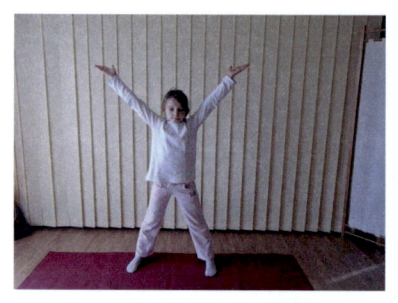

Sonne:
Im Stand sind hier die Beine weiter auseinander und die Arme weit nach oben ausgestreckt.
Wie die Strahlen der Sonne.

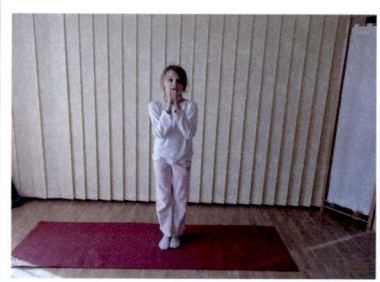

Standhaltung:
Stehe aufrecht, die Füße hüftgelenkbreit, der Scheitelpunkt lang nach oben Richtung Decke ausgerichtet. Je nach Armhaltung **Tor** und **Haus**

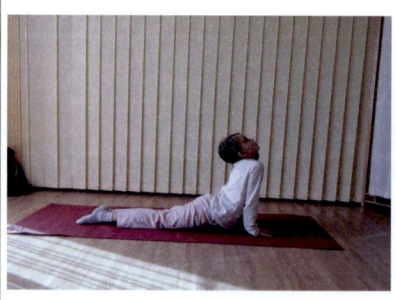

Tal:
(heraufschauender Hund):
Von der Schlange ausgehend strecke die Arme durch und richte dich noch weiter auf.

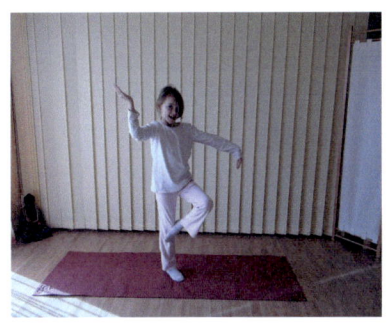

Tänzer:
Standhaltung - hebe ein Bein ab und halte es in Höhe des Knies. Arme leicht angewinkelt. Eine Hand zeigt nach oben, die andere nach unten. Seiten wechseln.

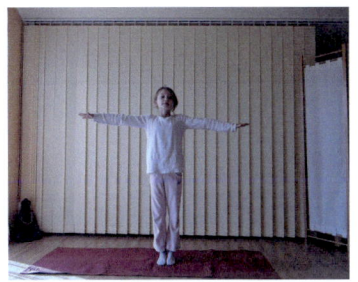

Vogel:
Von der Standhaltung ausgehend, strecke die Arme zur Seite aus. Komme einatmend auf die Zehenspitzen. Ausatmend wieder nach unten.

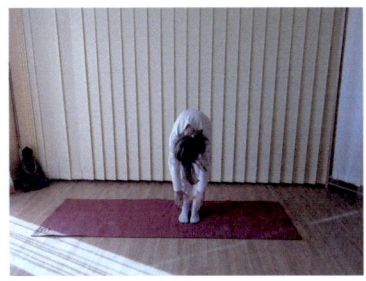

Vorbeuge:
Nach der Rückbeuge komme mit der Ausatmung nach vorne, die Arme Richtung Matte.

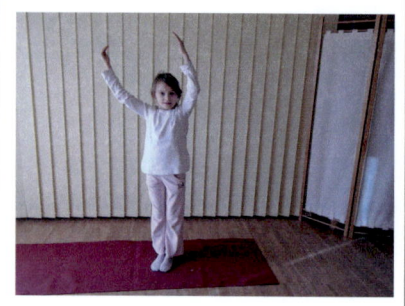

Wind:
In der Standhaltung die Arme nach oben austrecken. Ausatmend nach rechts neigen, zurück zur Mitte. Ausatmend dann wieder nach links und so weiter...

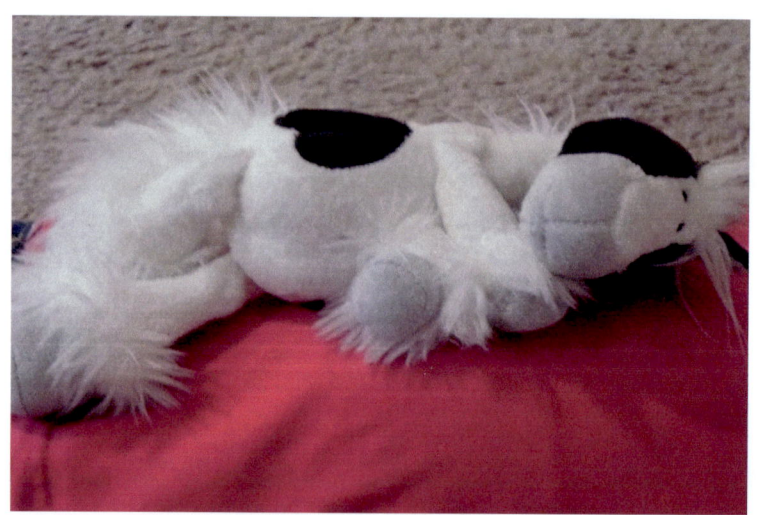

AUSRUHEN ...

Sonnengruß für Kinder

Ich grüße den Himmel
(Rückbeuge)

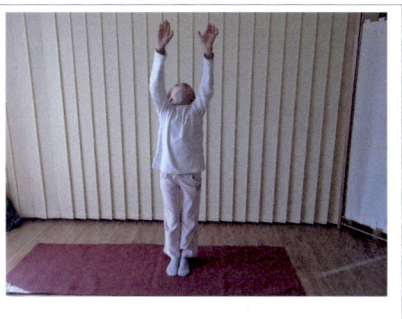

... die Erde
(Vorbeuge)

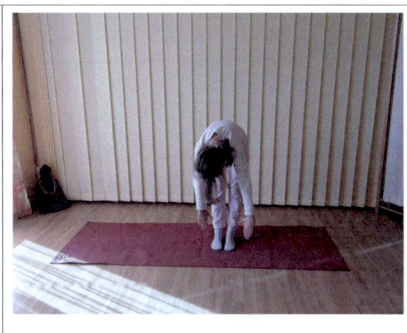

... den Wind
(Seitbeuge)

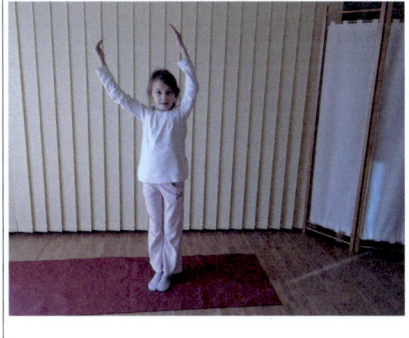

und das Wasser
(Vorbeuge)

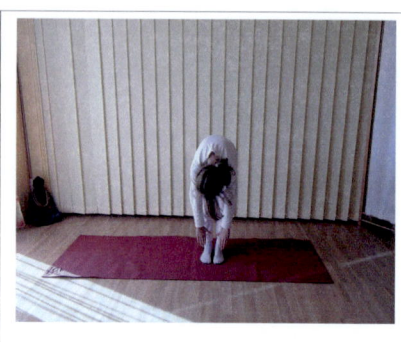

... die Blumen
(Blume)

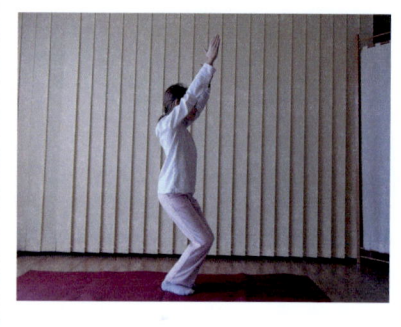

... die Bäume
(Baum)

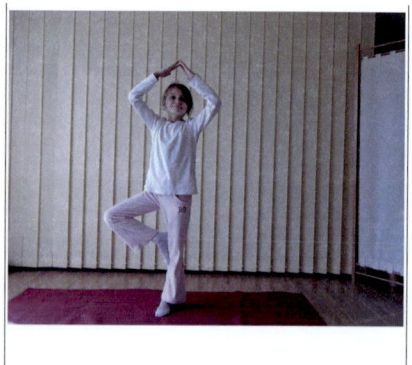

... die Tiere in der Luft
(Brustexpander)

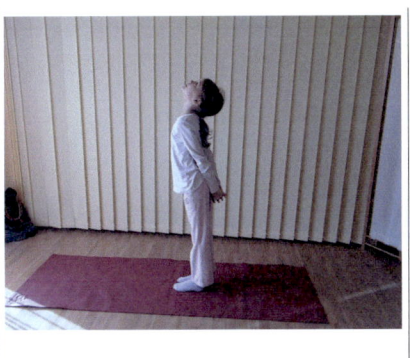

... auf der Erde und
im Wasser

(Brustexpander mit
Vorbeuge)

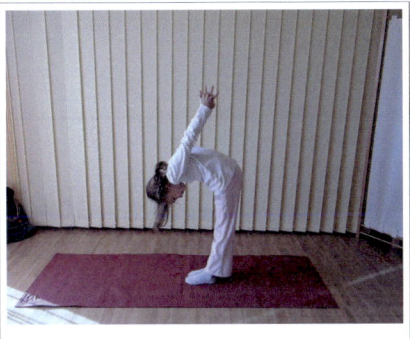

... Ich grüße alle
Menschen

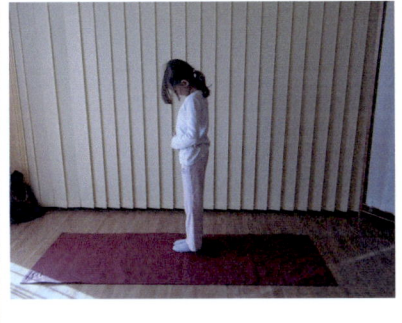

Viel

Spaß

beim

Üben!

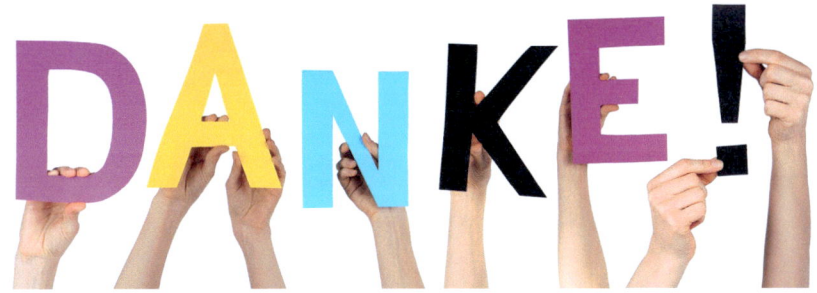

Als "Co-Autorin" möchte ich meiner wundervollen Tochter Charlotte danken, dass es sie gibt! Ohne sie wäre dieses Buch nicht entstanden.

Weiter möchte ich meinen Söhnen Christian und Cedric danken und natürlich meinem Mann!

Ein Danke an alle, die zur Entstehung und Verwirklichung dieses Buches beigetragen haben, insbesondere natürlich allen Yoga-Kindern, die diese Geschichten mit uns ausprobiert und miterlebt haben!

Zum Ausklang

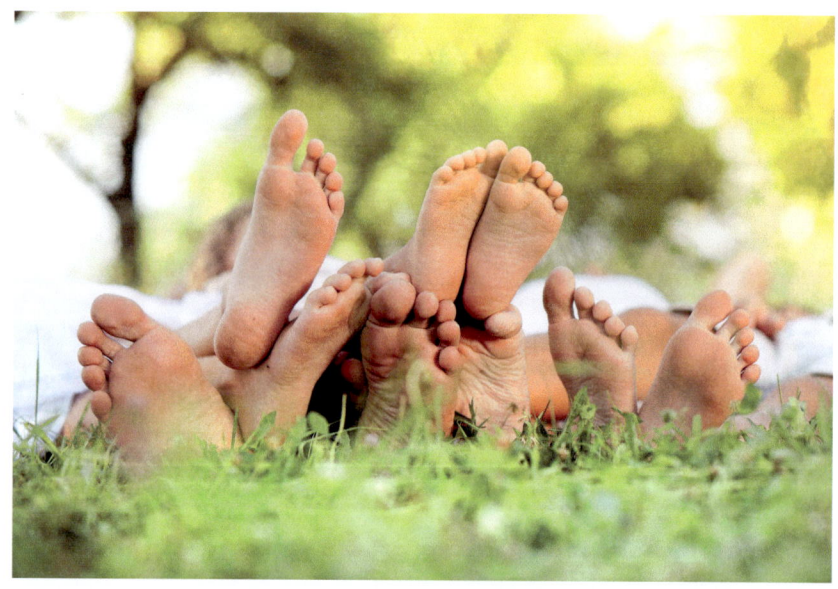

Nachwort

Eure Kinder sind nicht eure Kinder. Sie sind die Söhne und Töchter der Sehnsucht des Lebens nach sich selber.

Sie kommen durch euch, aber nicht von euch, und obwohl sie mit euch sind, gehören sie euch doch nicht.

Ihr dürft ihnen eure Liebe geben, aber nicht eure Gedanken, Denn sie haben ihre eigenen Gedanken.
Ihr dürft ihren Körpern ein Haus geben, aber nicht ihren Seelen,

Denn ihre Seelen wohnen im Haus von morgen, das ihr nicht besuchen könnt, nicht einmal in euren Träumen. Ihr dürft euch bemühen, wie sie zu sein, aber versucht nicht, sie euch ähnlich zu machen.
Denn das Leben läuft nicht rückwärts, noch verweilt es im Gestern. Ihr seid die Bogen, von denen eure Kinder als lebende Pfeile ausgeschickt werden.
Der Schütze sieht das Ziel auf dem Pfad der Unendlichkeit und Er spannt euch mit Seiner Macht, damit seine Pfeile schnell und weit fliegen.

Laßt euren Bogen von der Hand des Schützen auf Freude gerichtet sein; denn so wie Er den Pfeil liebt, der fliegt, so liebt er auch den Bogen, der fest ist.

Khalil Gibran, arabischer Dichter, 1883-1931

Zum Schluss noch ein paar Literaturtipps:

Ganzheitliche Entspannungstechniken für Kinder, Ursula Salbert
Öktopia Verlag

Kinder entspannen mit Yoga, Petra Prosowsky
Ruhr-Verlag

Sina und die Yoga-Katze, Ursula Karven
rororo

Der kleine Yogi, Christine Rank und Susanne Krauss
Menschenkinder-Verlag

... und weblinks

www.familie.de/yoga-kinder/
www.atemmeer.de
(Hompage Ute Frank)
www.kinderyoga.de
www.yoschu.de
(Initiative für Yoga an Schulen)